TRAITEMENT

DES

EXOSTOSES

ET EN PARTICULIER

DE L'INCISION DU PÉRIOSTE

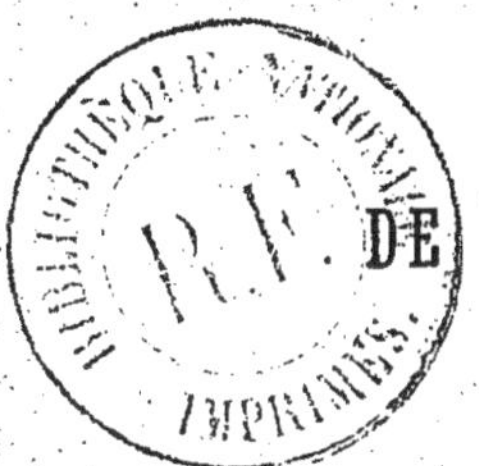

PAR

Louis MAUNY

DOCTEUR EN MÉDECINE DE LA FACULTÉ DE PARIS

Lauréat de l'école de médecine de Caen.

Ancien externe des hôpitaux de Paris.

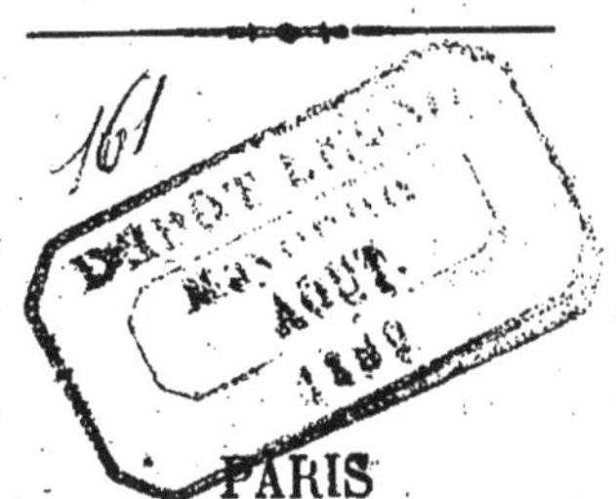

PARIS

ALPHONSE DERENNE

52, Boulevard Saint-Michel, 52

1882

TRAITEMENT

DES

EXOSTOSES

ET EN PARTICULIER

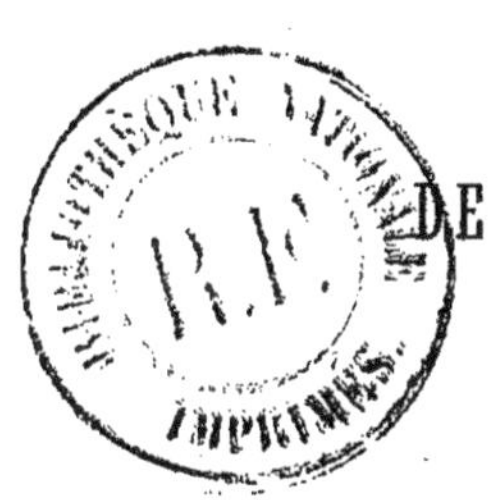

DE L'INCISION DU PÉRIOSTE

PAR

Louis MAUNY

DOCTEUR EN MÉDECINE DE LA FACULTÉ DE PARIS

Lauréat de l'école de médecine de Caen.

Ancien externe des hôpitaux de Paris.

PARIS

ALPHONSE DERENNE

52, Boulevard Saint-Michel, 52

1882

A LA MÉMOIRE DE MON PÈRE

A LA MÉMOIRE DE MA MÈRE

A MA CHÈRE ÉPOUSE ET A MA FILLE

A MA FAMILLE

A MES AMIS

A M. LE Dr F. TERRIER

Professeur agrégé à la Faculté de Paris
Chirurgien de l'hôpital Saint-Antoine.

A M. LE DOCTEUR DESNOS

Médecin de l'hôpital de la Charité.

A MON PRÉSIDENT DE THÈSE

M. LE PROFESSEUR GUYON

Chirurgien de l'hôpital Necker.

A MES MAITRES

TRAITEMENT

des

EXOSTOSES

et en particulier de l'incision du périoste.

INTRODUCTION — EXPOSÉ DU SUJET

Nous aurons, dans ce travail, la bonne fortune de faire connaître un nouveau mode de traitement des exostoses. Outre cet attrait de la nouveauté, l'opération que nous décrivons présente encore cette particularité de constituer pour le chirurgien une ressource très précieuse dans certaines circonstances. C'est plus qu'il n'en faut pour motiver le choix de notre sujet.

M. Le Dentu avait eu recours à la myotomie pour combattre la douleur des exostoses. M. F. Terrier, au contraire, pratique dans le même but l'incision du périoste. C'est principalement ce dernier point qui donne à notre thèse tout son intérêt. Aussi devons-nous exprimer toute notre reconnaissance à M. Terrier, qui s'est souvenu que nous avions été son externe, et nous a aidé de ses conseils bienveillants. Nous remercions M. Le Dentu qui a bien voulu nous fournir les indications que nous lui avons demandées et nous communiquer le résumé inédit de l'une de ses observations. M. Verchère, interne de M. Terrier, a mis la plus grande amabilité à nous donner de nombreux renseignements. Nous lui adressons aussi nos remercîments.

Dans un premier chapitre, nous résumerons les principaux travaux écrits sur les exostoses. Puis, pour faciliter l'intelligence de notre sujet, nous entrerons dans quelques détails sur l'anatomie pathologique de ces tumeurs. Après avoir énuméré les divers modes de traitement qui ont été employés, nous exposerons avec un soin particulier les nouvelles opérations. Cette étude ne serait pas complète, si nous ne faisions ensuite une critique rapide des différentes médications que nous aurons décrites. Nous aurons soin de comparer entr'elles la myotomie et l'incision du périoste ; enfin, nous établirons la supériorité de cette dernière opération, qui nous paraît d'ailleurs plus rationnelle et à l'abri de toute critique.

CHAPITRE PREMIER

HISTORIQUE

Les exostoses n'ont été que récemment étudiées et décrites d'une façon complète.

Gallien nommait exostoses des tumeurs de nature essentiellement différente. Jean-Louis Petit donne encore ce nom à toute tumeur qui se développe à la surface des os. Boyer et A. Cooper eux-mêmes ne firent pas disparaître cette confusion regrettable à tous les points de vue.

La définition donnée par ces auteurs était sans doute plus conforme à l'étymologie du mot exostose, mais elle dénotait une connaissance très peu exacte des diverses tumeurs groupées sous cette dénomination.

A. Cooper distingue deux sortes d'exostoses :

1° Les exostoses cartilagineuses.

2° Les exostoses fongueuses.

Par la première appellation, « j'ai, dit-il, l'intention d'exprimer la nature du milieu (nidus) dans lequel se fait le dépôt de nature osseuse. »

Par la dénomination d'exostose fongueuse, « je veux désigner des tumeurs d'une texture plus molle que celle du cartilage, mais d'une consistance supérieure à celle des tumeurs fongueuses situées dans les autres parties du corps..., elles sont en outre de nature cancéreuse (malignant)... ». Il cite aussi l'exostose vénérienne et le nodus de la goutte.

Cependant quelques particularités importantes furent signalées dès la première moitié de ce siècle. Ainsi A. Cooper a décrit une variété d'exostose, qu'il nomme exostose cartilagineuse périostale et qui, dit-il, siège le plus souvent au tiers inférieur du fémur. Même il avait indiqué le mode de développement de ces tumeurs. Il pensait, en effet, que le périoste se transformait d'abord en cartilage et puis s'ossifiait complètement.

Boyer de son côté avait remarqué le caractère de bénignité de certaines exostoses.

« L'exostose la plus consistante, disait-il, qui s'est développée lentement et sans développer de douleurs, est la moins dangereuse de toutes, surtout s'il n'existe évidemment ni affection générale de l'espèce de celle qui cause ordinairement cette maladie, ni cacochymie particulière. Il semble qu'un certain accroissement auquel la tumeur est déjà parvenue s'oppose à un développement ultérieur ; et la malade peut rester dans cet état pendant une vie encore très longue, sans le moindre inconvénient. C'est ce qu'on voit arriver le plus souvent aux exostoses éburnées. »

En 1823, Ribell, dans sa thèse inaugurale, vint ajouter quelques données nouvelles tendant à séparer du groupe générique des exostoses une forme spéciale qui, plus tard, en a été soigneusement distinguée. Il y a loin sans doute du court aperçu de Ribell à l'étude si complète de Broca. Mais c'était déjà un pas dans la voie du progrès.

« Mais, dit Ribell, aucun des auteurs que je viens de citer n'a parlé d'une espèce d'exostose qui ne semble tenir ni à l'action d'un agent extérieur, ni à l'influence d'aucun virus ni d'aucun vice. M. le professeur Dupuytren, qui en a observé un grand nombre, qu'on ne pouvait attribuer à aucune cause généralement admise, pense que ces sortes d'altérations dépendent d'un changement survenu dans la nutrition des os, d'une aberration dans la distribution des sucs osseux. Il compare d'une manière ingénieuse ces tumeurs anormales aux bosses noueuses que l'on voit survenir sur certains arbres par défaut dans la régularité de la nutrition et la distribution de la sève. »

Morel-Lavallée (1), qui a publié une remarquable observation d'exostoses ostéogéniques, multiples et symétrique signale aussi « cette aberration dans le développement du système osseux, bien digne de fixer l'attention. »

Roux, dans un mémoire remarquable, publié en 1847, sépare les tumeurs que nous étudions des cancers, des spina-ventosa, des kystes hydatiques. Il nomme exostoses proprement dites des tumeurs de structure analogue au tissu osseux qui se développent à l'union de la diaphyse et de l'épiphyse des os.

« Un trait remarquable, dit-il, est celui-ci, on peut avoir à les observer sur des sujets adultes ; mais ces sujets en étaient déjà affectés dans leur jeunesse. C'est dans la première période de la vie qu'elles se développent le plus communément au moins, et généralement ce sont de jeunes sujets, des individus de 12 à 15 ans qu'on voit invoquer le secours de la chirurgie pour des tumeurs de cette sorte. En second lieu, leur force d'accroissement n'est point illi-

1. *Bulletin de la Société de chirurgie.* T. I, p. 175.

mitée ; parvenues à une certaine grosseur, ces exostoses n'augmentent plus ; elles restent stationnaires, et je me hasarderais volontiers à présumer que leur accroissement cesse avec celui des os. »

Roux indique aussi la forme ordinairement pédiculée de ces tumeurs.

« ..... Elles sont constituées, ajoute-t-il, comme les os eux-mêmes, c'est-à-dire de tissu spongieux ou aréolaire, avec une écorce mince de tissu compacte, et alors elles sont très dures et comme éburnées.

« ..... Elles ne dégénèrent pas et tendent à conserver indéfiniment leur forme primitive.... (1). »

Plus tard, Broca prouva, par une série de faits bien observés, que l'on devait distinguer un genre d'exostose dont l'accroissement est lié au développement des os. Soulier publia, d'après ses inspirations, une thèse intitulée : *Du parallélisme parfait entre le développement du squelette et celui de certaines exostoses.*

« Dérivant du cartilage d'ossification, elles se montrent là où l'ossification est la plus active, l'allongement le plus rapide, le cartilage plus épais (2). »

A partir de cette époque (3), la variété la plus impor-

1. *In Revue médico-chirurgicale* de 1847.

2. Soulier. Thèse de Paris, 1864, p. 46.

3. Si nous voulions compléter cet historique déjà long, nous devrions citer Cruveilhier qui créa le mot ostéophyte pour désigner les exostoses de développement, et Chassaignac qui, dans une discussion à la Société de chirurgie (année 1856, t. VII), indiqua qu'il existait une relation entre le développement de certaines exostoses et celui des os, ainsi que leur symétrie. Stanley (*On diseases of the bones*, 1849, p. 151) insiste sur l'hérédité des exostoses et Pajet signale aussi leur symétrie (*Lectures on surgical pathology*. London, 1853).

tante des exostoses fut parfaitement connue dans ses plus intéressants détails.

D'un autre côté, grâce aux progrès si considérables accomplis par les anatomo-pathologistes contemporains, l'on a pu différencier entre elles les diverses sortes de tumeurs des os.

A l'époque actuelle, on désigne sous le nom d'exostoses les tumeurs caractérisées par une hypergenèse toute locale des os, se développant à leur surface externe et conservant la même structure qu'eux.

Par cette définition, on élimine les enostoses, tumeurs de même nature, mais se développant dans l'intérieur même de l'os et les hyperostoses consistant dans l'hypertrophie générale d'un os.

CHAPITRE II

ANATOMIE PATHOLOGIQUE

Les exostoses ont été classées de différentes façons suivant que l'on considère leur structure, leur forme, leur pathogénie.

Ainsi l'on distingue des exostoses éburnées, compactes ou spongieuses.

Elles sont : essentielles, ostéogéniques ou symptomatiques, dans ce dernier cas, elles peuvent se rattacher à la syphilis, ou être produites par une inflammation traumatique ou non traumatique.

Au point de vue de la forme, elles se présentent en pointe, pédiculées ou à large base.

Leur structure est identique à celle de l'os. Le périoste est soulevé par la tumeur de telle sorte qu'il y a continuité parfaite entre le périoste de l'os et celui de l'exostose.

Mais la direction des canaux de Havers néoplasiques est perpendiculaire ou oblique à celle des canaux analogues de l'os ancien.

Cornil et Ranvier (1), à qui nous empuntons ces détails, en donnent l'explication suivante : dans les exostoses, lorsque la moelle sous-périostique se transforme en tissu osseux, les vaisseaux ostéo-périostiques déterminent la di-

1. Histologie pathologique de Cornil et Ranvier.

rection des canaux de Havers, et la disposition des lamelles osseuses. Or ces vaisseaux sont, comme on le sait, perpendiculaires ou obliques à la surface de l'os.

Les exostoses se développent par prolifération de la moelle sous-périostique. Des travées osseuses se forment alors d'après le mècanisme habituel. Dans quelques cas assez rares, l'exostose était recouverte d'une lamelle continue de cartilage au dépens de laquelle le tissu osseux se développait manifestement, on trouve alors de la phériphérie au centre :

1° Du périoste devenu périchondre ;

2° Du cartilage dont la couche profonde était en prolifération ;

3° De l'os ;

A. Cooper, déjà cité, avait dit : « L'exostose périostale cartilagineuse se développe sous l'influence de l'inflammation du périoste et de la portion correspondante de l'os. Il se dépose à la surface externe de l'os et à la surface interne du périoste une couche cartilagineuse d'un tissu très compacte et semblables à celui dans lequel se développe le tissu osseux, chez les très jeunes sujets. Le périoste adhère à la surface externe de cette couche cartilagineuse qui ellemême est encore plus adhérente par sa face profonde à la surface de l'os.

« En dedans de cette masse cartilagineuse est sécrétée une matière osseuse qui tire sa première origine de l'os primitif et qui continue à être sécrétée à mesure que le cartilage augmente de volume, car il paraît qu'entre le périoste et la masse osseuse est constamment sécrété le cartilage qui constinue la surface osseuse de la tumeur. »

Broca (1), s'explique ainsi sur la structure et la pathogénie des exostoses ostéogéniques : « Chez les jeunes gens et parfois même dans l'enfance, une variété d'exostose se montre au point de jonction de la diaphyse d'un os long et de l'épiphyse. Ce cartilage engendre de l'os sur un ou plusieurs points de sa circonférence, plus que la quantité nécessaire à la croissance de l'os en longueur. Ce sont les exostoses épiphysaires.

Elles s'élèvent quelquefois simultanément ou successivement des extrémités de plusieurs os, et quelquefois symétriquement sur plusieurs points des membres, et quand cela arrive, l'excès d'ossification peut être considéré comme le résultat d'une disposition générale à l'exagération dans l'action des causes dont dépend le développement de l'os. »

Virchow fait une description analogue : « Il résulte de l'observation, dit-il, que de pareilles exostoses surviennent surtout fréquemment en des points où persiste longtemps encore le cartilage, notamment dans la région où le cartilage épiphysaire des os longs se confond avec le cartilage de la diaphyse, et où, comme on le sait, l'épiphyse osseux se trouve jusqu'à la puberté, séparé de la diaphyse par une couche cartilagineuse intermédiaire. »

Un tissu cartilagineux (2) connectif, ou tout autre appartenant à la série des substances connectives forme la base de l'ossification. On rencontre, en effet, continue le même

1. *Encyclopédie de chirurgie pratique*, publiée par William Castello. T. IV, p. 482.

2. Vichow. Pathologie cellulaire. leçon XIX.

auteur, un tissu connectif analogue au périoste ou un cartilage semblable au cartilage articulaire.

Comme pour les os longs, le revêtement cartilagineux prolifère par sa face osseuse, il se produit de nouvelles couches cartilagineuses, qui, à leur tour, se crétifient d'abord, s'ossifient plus tard et déposent ainsi constamment de nouvelles couches de substance osseuse sur l'os déjà existant.

Virchow emploie une comparaison ingénieuse qui donne une idée assez juste du rapport de l'exostose à l'os sur lequel elle se développe. Cela ressemble à un arbre sur lequel pousserait une forte branche. Les exostoses peuvent avoir un canal médullaire en communication avec le canal médullaire de l'os.

Nous noterons un dernier détail. Les exostoses sont fréquemment séparées des parties molles voisines par une bourse séreuse, ce qui a permis à Hawkins de les comparer aux extrémités articulaires. Cette bourse séreuse peut même entourer complètement l'exostose, ainsi qu'on l'a observé dans un fait cité par Bilroth et Rindflecsch.

CHAPITRE III

CONSÉQUENCES POUR LE MALADE. PATHOGÉNIE DES DOULEURS

Des notions qui précèdent, nous pouvons conclure que les conséquences, qui résultent pour le malade de la présence d'une exostose, n'ont qu'une gravité relative. Cette tumeur par elle-même, ne met pas l'existence en danger ; et même les exostoses ostéogéniques, qui nous intéressent plus particulièrement, sont limitées dans leur accroissement. Cependant elles peuvent s'enflammer, déterminer de l'ostéite, s'ulcérer ou se fracturer. Ces accidents sont quelquefois très sérieux. D'un autre côté, le voisinage d'organes importants est quelquefois aussi la cause de complications fâcheuses. Ainsi, l'on a observé la compression du cerveau et ses suites, l'exophthalmie. Roux (1) dans une de ses observations, cite un anévrysme de l'artère humérale causé par la présence d'une exostose. Coote, cité par Gosselin, opéra une exostose de l'apophyse transverse de la septième vertèbre cervicale, grosse comme une noix, et qui repoussait en avant la sous-clavière et refoulait en les comprimant les nerfs du plexus brachial. Le malade ressentait de l'engourdissement, une sensation de froid dans la main et les doigts, de la douleur le long du bras et à l'épaule. L'opération fut, du reste, suivie de guérison complète. Telle

1. *Loc. cit.*

encore cette fracture comminutive de l'exostose et compliquée de plaie, à la suite de laquelle le malade mourut par infection purulente.

Une difformité regrettable peut résulter aussi de leur présence au visage, par exemple. D'autres fois elles entraveront le fonctionnement des muscles, et produiront la gêne des mouvements.

Les bourses séreuses qui les recouvrent s'enflamment quelquefois.

Enfin il existe un dernier inconvénient que nous signalons surtout, parce que c'est contre lui qu'est dirigé notre nouveau mode de traitement. Ces tumeurs sont fréquemment douloureuses, contrairement à l'opinion émise par quelques auteurs. Quelquefois la douleur est même très vive ; ainsi que cela résulte de nos observations et en particulier de l'observation I.

M. Le Dentu, dans une intéressante communication à la Société de chirurgie, attribue la cause de la douleur :

1° A des phénomènes inflammatoires ;

2° A la compression des nerfs ;

3° A la contracture musculaire.

Quant aux douleurs par contracture des muscles (1) sus-jacents à l'exostose, dit-il, elles n'ont pas encore été suffisamment mises en relief, sans doute parce que dans certains cas la contracture n'est pas assez considérable pour être facilement reconnue. Tout muscle contracturé ne fait pas toujours une saillie très marquée sous les téguments et n'a pas toujours une grande dureté. La contrac-

1. *Bulletin de la Société de chirurgie*, 1879, p. 411.

ture peut être beaucoup plus latente ; mais peut-être alors le terme irritation musculaire conviendrait mieux à ces douleurs un peu vagues ou d'une certaine intensité, que développe la pression répétée d'une exostose pédiculée sur la face profonde des muscles sus-jacents. Plus d'une fois, sans doute, on pourra se rendre compte ainsi de la cause réelle des souffrances, dans les cas où il n'y aurait pas de phénomènes inflammatoires, et où la tumeur ne serait en rapport avec aucun tronc nerveux de quelque importance. »

La contracture musculaire est un phénomène qui se montre assez souvent. Mais est-ce bien à elle qu'il faut rapporter la douleur observée au niveau des exostoses ? L'on pourrait d'abord faire une objection à cette manière de voir (1). Le muscle contracturé n'est pas douloureux dans toute son étendue. Or, il est très rationnel de penser que si la douleur était due à ce symptôme, elle devrait exister dans toutes les parties contracturées. Du reste, à l'appui de son hypothèse, M. Le Dentu ne cite aucune preuve, à proprement parler.

« La contracture, dit-il, était donc bien la cause des douleurs, puisqu'il a suffi d'une myotomie pour les supprimer entièrement... »

Là se borne toute l'argumentation. Il est clair qu'elle tombera d'elle-même, si comme nous espérons le montrer plus loin les succès invoqués, à l'appui de la myotomie, peuvent recevoir une interprétation plus rationnelle.

Il existe, en effet, un autre organe auquel personne n'avait songé pour expliquer les douleurs parfois si vives

1. M. Trélat. *Bulletin de la Société de Chirurgie*, 1879, p. 400.

de l'exostose. Le périoste est, dans un grand nombre de cas, la cause principale, sinon la seule cause des douleurs. A M. Terrier revient le mérite d'avoir tiré de ce fait une déduction pratique d'une grande importance, ainsi que nous le verrons plus loin. Pour expliquer la production de cette douleur périostique, l'on peut invoquer l'inflammation de cette membrane ou mieux, selon nous, sa distension forcée, par suite de l'hypergenèse du tissu osseux. Sans nier d'une façon absolue, plutôt par déférence pour l'honorable chirurgien, avec lequel nous sommes en contradiction, la douleur causée par la contracture musculaire, nous pensons que la plupart des cas où on l'invoque doivent plutôt être expliqués par la distension du périoste. Nous nous réservons de démontrer ce fait dans un prochain chapitre.

CHAPITRE IV

TRAITEMENT

Le traitement des exostoses a peu varié depuis le commencement de ce siècle. Cependant quelques progrès ont été réalisés, en ce sens que l'on a reconnu l'inefficacité de certaines médications employées autrefois. Qu'il nous soit permis de faire à ce sujet une petite incursion dans le domaine de l'histoire.

John Hunter pensait pouvoir amener la résolution de ces tumeurs par l'administration à l'intérieur des acides minéraux. C'est ainsi qu'il aurait employé avec succès l'acide phosphorique chez un enfant de douze ans, qui portait deux exostoses sur le tibia et une troisième sur le condyle interne du fémur (1). Mais ce prétendu succès ne fut qu'une heureuse coïncidence, car la méthode de John Hunter est complètement tombée en désuétude. Cependant A. Cooper crut aussi à l'efficacité des acides chlorhydrique, phosphorique ou sulfurique étendus d'eau. Il les employait à l'intérieur et dans les exostoses récentes. Nous trouvons encore indiqué l'oxymuriate de mercure, à petites doses, administré dans une décoction de salsepareille, soit concurremment avec l'emploi de cette décoction (2).

1. Diseases of bones and joints. London, 1820.

2. A. Cooper. *Mémoire sur les exostoses*, traduit par Chassaignac et Richelot, 1837.

Boyer prescrivait aussi le mercure et les sudorifiques à grandes doses. Si le traitement était infructueux, il ajoutait aux sudorifiques quelques grains de potasse ou de soude. Mais je dois ajouter qu'il ne croyait pas beaucoup à l'efficacité de ces moyens.

De nos jours le traitement interne n'est plus usité que contre les exostoses dont la présence se rattache à celle de la syphilis.

Comme traitement local, les deux auteurs que nous venons de citer, employaient les antiphlogistiques, tels que les sangsues, la saignée. Cooper appliquait un vésicatoire dont il entretenait la suppuration au moyen de parties égales d'onguent mercuriel et d'onguent de sabine. Boyer conseillait l'emploi extérieur de l'opium pour combattre la douleur. Il se servait d'une compresse trempée dans une forte dissolution d'opium, ou mieux d'un cataplasme de farine de graine de lin, avec décoction de feuilles de morelle et de jusquiame et une forte dissolution d'opium. Ce chirurgien prescrivait aussi les emplâtres de Vigo *cum mercurio*, de savon, de diabotanum, etc., ou encore un liniment chargé d'ammoniaque liquide. Il ordonnait des bains avec une dissolution de soude ou de potasse ; des douches avec des eaux hydro-sulfurées, etc., etc.

Pour résumer ce qui précède, nous pouvons dire que les exostoses étaient traitées de trois façons :

1° Par la médication interne ;

2° Par des applications extérieures ;

3° Par une opération chirurgicale.

Il nous reste à parler de ce dernier mode de traitement, qui était de beaucoup le plus important.

Cooper indique l'excision de la tumeur qu'il pratiquait, soit avec une scie ordinaire, des tenailles incisives ou la scie à chaîne.

Boyer faisait deux incisions semi-elliptiques autour du collet de l'exostose, puis coupait circulairement le périoste et séparait la tumeur avec un trait de scie.

Lorsque la tumeur était à large base, il la divisait en plusieurs parties, soit en la perforant plusieurs fois de suite avec le trépan, ou mieux en la sciant, perpendiculairement à sa base d'implantation, sous des angles divers. De cette façon, l'exostose n'est plus formée que de fragments osseux aussi petits qu'on le désire. Le chirurgien n'a plus qu'à enlever chacun d'eux avec la scie ou avec la gouge et le maillet. Boyer fait en outre remarquer que ce dernier procédé n'est pas praliquable pour les exostoses de la tête, à cause de l'ébranlement qu'il occasionne. Dans ce cas il propose de se servir d'une couronne de trépan.

Delpech pratiqua la nécrose artificielle. Pour atteindre ce but, il dépouille la tumeur de son périoste et provoque ainsi les mortifications peu à peu et par portion successives.

Un autre procédé, analogue à celui-ci, fut aussi proposé. A l'aide d'un pinceau, imbibé d'acide azotique ou de nitrate acide de mercure, on cautérise l'exostose jusqu'à produire sa nécrose.

Quelques chirurgiens ont amputé le membre sur lequel siégeait l'exostose. Mais je me hâte d'ajouter que ce moyen extrême est inutile dans presque tous les cas.

Dupuytren appela l'attention des chirurgiens sur les exostoses sous-unguéales du gros orteil, et pratiqua un grand nombre de fois l'excision de ces tumeurs, après avoir

préalablement enlevé l'ongle. Liston et Lenoir, afin de se mettre plus sûrement à l'abri de toute récidive, préfèrent désarticuler les deux premières phalanges. Deleron, d'Orléans (1), avait vu, par des suite dissections attentives qu'il suffisait de couper la première phalange dans sa continuité, un peu au-delà de la tumeur, pour être assuré du succès définitif. Il se ménage un lambeau dorsal au dépens du derme sous-unguéal et conserve un lambeau plantaire. M. le professeur Gosselin (2) a modifié un peu le procédé de Dupuytren. Au lieu de pratiquer comme ce dernier, une excision horizontale, il creuse un peu dans l'épaisseur de l'os, de sorte qu'après l'ablation de la petite tumeur, la surface d'implantation présente la forme d'une petite cupide.

Enfin il me reste à signaler quelques modifications pratiquées par Roux. Il s'agissait d'une exostose située sous le menton, et qui s'implantait sur la partie inférieure et postérieure du maxillaire inférieur. Au lieu de faire une incision cruciale pour découvrir la tumeur, il pratiqua au-dessous du menton une seule incision courbe, dont la convexité regardait en arrière. Ses deux extrémités venaient tomber sur le bord inférieur du maxillaire, de chaque côté de la tumeur. De cette façon, dit l'auteur, la cicatrice était linéaire et à peine visible.

Un autre malade de Roux avait à la partie supérieure et externe de l'humérus, une exostose compacte et pédiculée. La tumeur fut enlevée sans avoir été mise à découvert. Deux incisions verticales et parallèles furent pratiquées de

1. *Gazette hebdomadaire*, 1860.
2. Clinique de Gosselin, t. I, p. 133.

chaque côté du néoplasme, jusqu'au niveau de son pédicule. L'habile chirurgien fit pénétrer, à l'extrémité de l'une des incisions, une scie étroite, la fit glisser le long du pédicule de la tumeur, jusqu'à ce qu'elle fût ressortie par l'extrémité correspondante de l'autre incision. Après avoir scié la tumeur il était facile de l'extraire par l'une ou l'autre incision ; d'autant plus qu'elle n'avait contracté que de faibles adhérences avec les parties molles voisines, ainsi qu'il arrive le plus généralement.

La résection d'un segment du membre a quelquefois été pratiquée.

Nous terminerons la série des divers procédés de cure radicale, en indiquant un moyen assez ingénieux, indiqué par Follin. Il s'applique seulement aux exostoses pédiculées. Cette opération est naturellement divisée en trois temps principaux. D'abord on fracture l'exostose en ayant soin de ne produire aucune solution de continuité des téguments et des parties molles sous-jacentes. Dans un deuxième temps l'on s'oppose à la consolidation de la fracture en imprimant à l'exostose des mouvements répétés. Enfin lorsqu'on juge qu'il s'est écoulé un temps suffisant pour que le tissu aréolaire de l'os ne soit plus relié à celui de l'exostose que par quelques pédicules, simplement fibreux, on pratique l'extirpation, par les procédés ordinaires.

Telles étaient les ressources dont, avant ce dernières années, les chirurgiens pouvaient disposer, pour le traitement des exostoses. En résumé, l'on employait les antiphlogistiques et les calmants ordinaires, lorsqu'on voulait simplement combattre les symptômes inflammatoires ou douloureux et, en dernier ressort, on faisait l'ablation de la tumeur.

En 1879, M. Le Dentu fit à la Société de chirurgie (1) une communication très intéressante sur un procédé de traitement relatif aux exostoses, imaginé et pratiqué par lui.

Guidé par cette idée théorique que la contracture musculaire était la cause réelle de la douleur, pour un grand nombre d'exostoses, il résolut de faire une myotomie sous-cutanée. Voici quel procédé opératoire, il convient d'employer. La description en est donnée par l'auteur lui-même (2). « J'introduis un ténotome mousse par une petite ponction faite à la peau, sur la partie la plus élevée de la tumeur et je sectionne en travers, jusqu'à la face antérieure du fémur, toutes le parties molles, muscles ou tissu fibreux, que rencontre l'instrument. J'en fais autant au-dessous de la tumeur du côté du genou. »

Mais la théorie de M. Le Dentu, attribuant les douleurs à la contracture musculaire, parut à quelques-uns insuffisamment démontrée et d'ailleurs peu probable. J'ai indiqué plus haut l'objection présentée par M. le professeur U. Trélat.

M. F. Terrier pensa qu'il serait peut-être plus rationnel de sectionner le périoste qui est à la surface de la tumeur et non pas les muscles. Le périoste serait, en effet, le véritable siège de la douleur. D'ailleurs M. Terrier se base sur une série de déductions que nous approuvons sans ré-

1. *Bulletin de la Société de chirurgie*, 1879, p. 409.
2. *Loc. cit.*

serve. En effet, dans les inflammations du système osseux, le seul moyen véritablement efficace d'atténuer ou même de faire disparaître les accidents consiste à débrider largement les parties. Pour l'ostéïte épiphysaire des adolescents, en particulier cette manière d'agir est seule capable « d'enrayer les progrès de la maladie et quelquefois de conserver le membre (1). » Dans la périostite les indications ne sont pas moins formelles. « Le moyen qui paraît le mieux conjurer les accidents et prévenir la suppuration est l'emploi des incisions prématurées profondes, c'est-à-dire qui pénètrent jusqu'au périoste et le divisent (2). »

Le traitement proposé par Wilde (3) dans l'inflammation des cellules mastoïdiennes, nous amènera encore plus évidemment à notre incision du périoste. Il recommande, dans les cas où le chirurgien hésite sur le développement d'une suppuration des cellules mastoïdiennes, de pratiquer à un centimètre en arrière de la conque, une incision longue et profonde allant jusqu'au périoste.

Si ces débridements produisent des effets si remarquables dans les cas où existe un processus inflammatoire, combien ne seront-ils pas plus efficaces lorsque les accidents sont dûs à un processus simplement irritatif, ainsi qu'il arrive, en particulier dans les exostoses de développement.

Le 25 avril dernier, l'occasion se présenta de justifier

1. Follin, *pathologie chirurgicale.*

2. Jamain et Terrier, *pathologie chirurgicale*, 2e édit. t. I, p. 394.

3. *On aural diagnostic and diseses of the mastoïd process.* (*médical times and. gaz. may* 1862 citée par Jamain et Terrier et par Follin.

cette vue théorique en la mettant en pratique. Notre observation I, encore inédite, recueillie à l'hôpital Saint-Antoine dans le service de M. Terrier, relate le succès complet de cette heureuse tentative.

Un chapitre spécial sera consacré à la description de cette opération nouvelle.

CHAPITRE V

CRITIQUE DES DIFFÉRENTS MODES DE TRAITEMENT.

Nous ne rappellerons que pour mémoire, la médication interne par les acides minéraux, à l'efficacité de laquelle personne n'a jamais cru. Les autres médicaments employés à l'intérieur et dans le même but, n'ont pas plus de valeur. Nous ferons une seule restriction en faveur du traitement anti-syphilitique, qui est ordinairement prescrit contre les exostoses, dont l'origine se rattache à cette diathèse.

Tous les chirurgiens sont d'accord pour regarder l'extirpation des exostoses comme une opération grave. La vie des malades est quelquefois mise en danger, et la guérison ne s'obtient que difficilement. L'ostéite suppurée et l'infection purulente sont comptées au nombre des complications, auxquelles sont exposés les opérés.

Nous emprunterons au mémoire déjà cité, de Roux, deux observations, qui nous ont paru montrer à merveille quels sont les accidents qui surviennent ordinairement, après l'ablation des exostoses. Ces deux observations sont la quatrième et la cinquième jointes à notre thèse. M. le professeur Trélat cite deux opérations radicales, pour lesquelles « la réparation fut lente à se produire, et la guérison n'eût lieu que longtemps après.

M. Théophile Anger enleva une exostose de l'extrémité supérieure du péroné. Il croyait à une rapide guérison.

C'était du reste une opération de complaisance. La guérison fut au contraire, très lente, après « une réaction inflammatoire inquiétante. »

Deux opérations faites par M. Le Dentu n'ont pas donné des résultats beaucoup plus satisfaisants. Dans un cas la guérison ne fut complète qu'au trentième jour, et dans l'autre ce terme paraît avoir été dépassé.

De ces faits, il résulte évidemment que l'opération radicale des exostoses ne doit pas être faite à la légère, mais seulement lorsque la tumeur devient une cause de difformité trop repoussante; lorsque la gêne est trop considérable, lorsqu'il y a suppression des fonctions d'un membre; compression d'un organe important, etc.

Dans les cas contraires, il faudra recourir aux médicaments antiphlogistiques et calmants, ou aux opérations simplement palliatives.

Disons quelques mots des diverses modifications apportées dans les procédés opératoires. Le sectionnement multiple des exostoses à large base, tel que le pratiquait Boyer, constitue une précieuse ressource pour le chirurgien. Les deux incisions verticales et parallèles de Roux présentent de réels avantages à divers points de vue. L'étendue de la plaie est peut-être moins considérable, et la fonction des muscles intéressés par l'opération est mieux respectée que par l'incision cruciale. L'incision semi-elliptique que Roux eut l'heureux idée de pratiquer pour l'ablation de l'exostose du menton, dont nous avons parlé, a donné un très beau résultat.

La modification apportée par M. le professeur Gosselin au procédé employé par Dupuytren pour les exostoses sous-unguéales du gros orteil, nous paraît peu importante. Elle ne met pas en effet le malade à l'abri d'une récidive. La désarticulation des deux premières phalanges pratiquée par Liston et Lenoir, nous semble être beaucoup moins avantageuse que l'amputation dans la continuité pratiquée par Delerou. En 1861, le professeur Gosselin, ayant vu survenir une récidive après l'emploi de son procédé, obtint une guérison définitive par la méthode de ce dernier chirurgien.

Quant au procédé imaginé par Follin, il ne peut être apprécié encore en connaissance de cause, par suite de l'absence presque complète d'observations. Gosselin rapporte un cas de mort à la suite d'une fracture comminutive compliquée de plaie. Comme on le voit les conditions sont toutes différentes, puisque les fractures, obtenues dans un but thérapeutique, ne sont compliquées d'aucune solution de continuité des téguments.

La nécrose artificielle soit par les caustiques, soit par l'ablation du périoste à la surface de la tumeur (Delpech), n'est plus employée. Les inconvénients de ces procédés ont été signalés par Nélaton (1). Qu'il nous suffise de dire que la nécrose peut ne pas se produire, ou être insuffisante, ou au contraire atteindre l'os d'implantation.

Il nous reste à examiner la valeur relative de la myotomie et de l'incision du périoste.

M. Le Dentu cite deux observations à l'appui de sa méthode de traitement. L'une d'elles sera notre deuxième observation ; de l'autre encore inédite nous ne donnerons

1. *Thèse* de Labasthe, 1871.

qu'un court résumé, que M. Le Dentu a eu l'extrême bienveillance de nous communiquer. Elle formera notre troisième observation.

Nous-même, pour montrer l'efficacité de la section du périoste, nous n'apportons qu'une seule observation recueillie à l'hôpital Saint-Antoine dans le service de Terrier (observation I).

Et d'abord la proposition suivante émise par M. Le Dentu : « Il reste donc exact que les douleurs qui accompagnent les exostoses séjournent ordinairement en dehors d'elles, » n'est pas démontrée. Nous sommes au contraire fondés à faire exception pour le périoste. Nous en avons pour preuve notre observation et celles mêmes de M. Le Dentu. En effet, cet auteur donne les préceptes suivants pour la pratique de la myotomie : « Cette section sera faite largement, jusqu'à l'os et de préférence du côté où l'exostose a de la tendance à s'incurver. Il sera même bon de faire passer le ténotome au-dessus et au-dessous de la tumeur. »

L'efficacité de la myotomie ne tient-elle pas alors à ce que « cette section faite largement, jusqu'à l'os » a intéressé le périoste ?

Nous sommes tout disposé, de même que M. Terrier, à croire qu'il en est ainsi. De sorte que ces faits viendraient simplement à l'appui de notre thèse. Un pareil argument ne peut pas être retourné contre nous. En effet, notre malade n'avait pas de contracture, et nous prenons du reste grand soin de ne pas sectionner les muscles et de respecter autant que possible les parties molles environnant la tumeur.

Nous ne considérons donc plus qu'une seule opération :

la section du périoste. La myotomie sera cependant peut-être utile dans quelques cas rares où la contracture musculaire serait évidemment douloureuse.

L'incision du périoste a, de même que la myotomie, le grand avantage de présenter une innocuité pour ainsi dire absolue, et de donner, dans les cas où elle est indiquée, un succès complet.

Si l'on compare aux suites ordinaires de l'extirpation des exostoses, la promptitude de la guérison, l'absence de tout phénomène morbide spécial chez notre malade et chez les opérés de M. Le Dentu, on comprendra l'incomparable utilité de la petite opération que nous préconisons.

CHAPITRE VI

PROCÉDÉ OPÉRATOIRE ET INDICATIONS DE L'INCISION DU PÉRIOSTE.

Le chirurgien fait d'abord une piqûre à la peau, soit avec un instrument spécial, la lancette à ponction employée par Bouvier, soit plus simplement avec la pointe d'un bistouri ordinaire. Par cette ouverture il introduit le ténotome et l'enfonce directement jusque sous l'exostose. Pour s'opposer plus sûrement à la communication de l'air extérieur avec le trajet du ténotome on peut, comme l'indique J. Guérin faire un pli cutané, dont une des extrémités sera maintenue par un aide. La ponction sera faite à la base de ce pli. De cette façon le parallélisme entre l'ouverture cutanée et la solution de continuité sera détruit. Si l'exostose est petite on peut introduire le ténotome à l'une des extrémités de la tumeur, l'inférieure ou la supérieure; mais si elle est plus volumineuse il devient préférable de choisir la partie moyenne. Lorsque le ténotome est arrivé jusqu'à l'exastose, on incise le périoste sur toute la longueur de la tumeur, en ayant bien soin de manœuvrer l'instrument dans une direction parallèle à celle des fibres musculaires ou tendineuses de la région.

Il sera bon de diriger un jet de vapeur phéniquée sur la région pendant de le temps de l'opération. Celle-ci terminée on fait une légère compression avec de la ouate modérément serrée à l'aide d'un bandage roulé et l'on attend la guérison, qui ne tardera pas à se produire.

Pour que notre mode de traitement soit indiqué, il est indispensable que la douleur soit causée par la distension du périoste. Par conséquent les exostoses qui déterminent des douleurs par suite de compression de certains organes tels que les nerfs, etc., ne sauraient réclamer l'emploi de notre procédé.

Dans ces cas l'on pourra examiner l'opportunité d'une cure radicale. Dans les cas où il se développe des phénomènes inflammatoires douloureux dans l'os lui-même, la section du périoste ne soulagerait que médiocrement.

Un cas de ce genre est rapporté dans notre observation III. La trépanation de l'os serait alors bien plus efficace.

Sil s'agit d'une exostose se développant chez un sujet syphilitique, et qu'il y ait lieu de la rattacher à l'évolution de cette diathèse on demandera à une médication spécifique la disparition des accidents.

Mais lorsqu'on se trouvera en présence d'une exostose de développement devenue douloureuse, c'est alors que notre traitement pourra être indiqué.

Peut-être aussi pourrait-on l'employer contre les exostoses, produites à la suite d'un traumatisme.

CONCLUSIONS

Nous pouvons résumer notre travail par les cinq conclusions suivantes :

1° L'ablation des exostoses ne doit pas être faite lorsque

ces tumeurs ne déterminent pas d'accidents sérieux. Les principales complications qui pourraient motiver cette opération, sont : des phénomènes de compression d'organes importants, tels que le cerveau, l'œil, un gros tronc nerveux, une artère volumineuse, la gêne occasionnée par le développement trop considérable de la tumeur, capable de nuire aux fonctions d'un membre ; enfin une difformité trop repoussante ;

2° L'extirpation peut ne pas être pratiquée d'emblée lorsque le malade trouve son exostose insupportable, seulement à cause des douleurs qu'elle occasionne.

3° Il faut préalablement faire la section sous-cutanée du périoste.

4° La section du périoste seul, nous paraît préférable à la myotomie indiquée par M. Le Dentu, celle-ci, n'agissant d'après nous, que par la section du périoste.

5° Cette opération est rationnelle. De plus elle est exempte de danger est très appropriée au but que l'on se propose.

OBSERVATION I

Recueillie dans le service de M. Terrier.
Exostose de la partie inférieure et interne du fémur gauche douloureuse traitée par l'incision du périoste. Guérison.

La nommée Marguerite H..., est entrée à l'hôpital Saint-Antoine (salle Lisfranc, lit n° 4), le 18 avril 1882.

Cette jeune fille, âgée de 15 ans, exerce la profession de giletière. Interrogée au point de vue de ses antécédents, elle n'a présenté aucun symptôme diathésique spécial. D'ailleurs ses parents se portent très bien, et un frère et une sœur, qu'elle possède seuls, jouissent d'une bonne santé.

Il y a deux ans et demi, elle fut atteinte d'une fièvre typhoïde, à la suite de laquelle sa croissance a été très rapide. Six mois après cette fièvre typhoïde, elle fut réglée pour la première fois. Vers la même époque, elle s'aperçut de l'affection qui l'amène aujourd'hui à l'hôpital.

Cette tumeur n'avait d'abord trahi sa présence par aucun symptôme. Ce furent les douleurs qui lui ont fait découvrir qu'une grosseur s'était développée au-dessus du genou. Ces douleurs étaient parfois *très vives* au point de *l'empêcher de dormir la nuit.*

Depuis deux mois la jambe enflait, le soir seulement. La marche occasionnait une douleur assez forte ; mais il n'y avait pas de contracture musculaire. Cependant elle n'avait éprouvé aucune fatigue excessive ; elle ne travaillait pas non plus à la machine à coudre.

Une douleur vive existe au niveau de la tumeur spontanée et provoquée par la pression. Cette tumeur siège sur la partie interne de l'extrémité inférieure du fémur gauche. Elle est située au-dessous des parties molles, arrondie lisse, allongée, verticalement, dure, légèrement étranglée au niveau de son implantation et semble se prolonger en bas par une petite saillie allongée, son volume égale celui d'une petite orange. Le cul-de-sac sous-tricipital doit être étalé sur la face antérieure de la tumeur. A la partie externe il semble exister une saillie plus étalée descendant presque vers l'articulation.

25 avril. — Ponction sous-cutanée jusqu'au périoste; puis incision du périoste seul sur toute la surface de l'eyostose.

L'on fait une légère compression ouaté. Dans la journée la malade éprouve des douleurs vives.

26 avril. — Les douleurs ont diminué et diminuent encore dans le courant de la journée.

Le 27. — La nuit précédente a été bonne. la malade a éprouvé quelques douleurs lancinantes. Les jours suivants elles deviennent de moins en moins vives, d'abord intermittentes avec des intervalles de deux ou trois heures, puis disparaissent.

2 mai. — La malade se lève pour la première fois et n'éprouve plus aucune douleur.

3 mai. — Elle ne souffre pas davantage et continue à se lever.

9 mai. — La guérison paraît définitive et la malade très heureuse d'avoir été opérée, sort de l'hôpital.

Huit jours après cette jeune fille fait une chute sur le genou, dans son escalier. Il se produit une hydarthrose et la jeune malade rentre dans le service, on applique de la teinture d'ioee et un pansement ouaté.

L'exostose est toujours parfaitement indolente. Elle est devenue beaucoup plus plus facile à délimiter par le toucher, à cause d'une légère atrophie qui s'est produite dans le membre correspondant, par suite de l'immobilité nécessitée pour le traitement de l'hydarthrose.

Observation II

Exostose de la face antérieure du condyle externe du fémur gauche. — Contracture de presque tous les muscles de la cuisse. — Section sous-cutanée de la portion du vaste externe et des tissus fibreux superposés à la tumeur. — Suppression immédiate des douleurs et de la contracture.

Le nommé Diacre (Eugène), journalier, âgé de 19 ans, entre le

13 janvier 1879 à l'hôpital Saint-Louis, salle Saint-Augustin, n° 34.

Deux mois auparavant il est tombé de dessus un escabeau sur le parquet; c'est le genou gauche qui a porté dans la chute. Il se développa bientôt un gonflement notable accompagné de douleurs lancinantes qui se propageaient jusqu'à la jambe. Trois jours après, le gonflement du genou ayant diminué, le malade s'aperçoit pour la première fois de l'existence d'une tumeur au-dessus de la rotule. Les phénomènes douloureux n'ont fait que s'accroître depuis lors.

Au moment où nous l'examinons, la jambe est un peu fléchie sur la cuisse; les tendons des muscles couturier, demi-tendineux, demi-membraneux et biceps, forment un relief sous la peau. L'extension forcée de la jambe provoque de vives douleurs.

La rotule occupe sa position normale. Pas de déformation des culs-de-sac de la synoviale, pas d'épanchement articulaire.

A 3 centimètres au-dessus du bord supérieur de la rotule, un peu en dehors de l'axe vertical du fémur, existe une tumeur dure, osseuse, formant une saillie assez régulière que nous comparerions volontiers à la moitié d'un petit œuf de poule, reposant sur le fémur par sa base, c'est-à-dire par la surface de section. Au-dessus de cette tumeur les téguments sont mobiles et tout à fait sains.

Entre cette tumeur et le bord supérieur de la rotule, il y a une dépression où l'on sent le bord externe du tendon du triceps très tendu.

La pression sur la tumeur elle-même est assez douloureuse, tandis que sur les parties latérales de la rotule, sur les culs-de-sac de la synoviale, sur le tendon soulevé, elle cause de vives souffrances.

Outre ces douleurs provoquées, il y en a de spontanées qui remontent jusqu'à la racine de la cuisse, se reproduisent sous forme de crises et sont assez intenses pour empêcher ou du moins pour troubler le sommeil. En somme, le malade souffre nuit et jour.

Ce n'est qu'au bout de quelques jours que le repos au lit, les cataplasmes et les liniments calmants produisent une certaine amélioration; mais aussitôt que le malade se lève, tous les muscles se raidissent de nouveau et les souffrances recommencent.

C'est alors que, frappé de la persistance de la contracture et de la facilité avec laquelle elle se reproduit, je prends le parti d'essayer de la section sous-cutanée des fibres musculaires et aponévrotiques qui recouvrent l'exostose. Aussi bien cette opération palliative me paraissait indiquée avant de pratiquer l'ablation de la tumeur, ablation que le voisinage de la synoviale aurait rendue dangereuse.

Le 29 janvier, j'introduis un ténotome mousse par une petite ponction faite à la peau sur la partie la plus élevée de la tumeur et je sectionne en travers jusqu'à la face antérieure du fémur toutes les parties molles, muscles ou tissu fibreux, que rencontre l'intrument. J'en fais autant au-dessous de la tumeur du côté du genou.

Après cette double section l'exostose se dégage des parties molles et je puis constater qu'elle est pédiculée et incurvée vers le haut de la cuisse. Le genou est placé dans un appareil ouaté; celui-ci est remplacé au bout de 10 jours par un appareil inamovible silicaté qui maintient la jambe fortement fléchie sur la cuisse. On l'enlève le 22e jour après l'opération.

Les douleurs ont entièrement disparu depuis le jour même de l'opération. Au bout du 10e jour, au moment de l'ablation de l'appareil ouaté, les mouvements imprimés à la jambe (flexion et extension) ne sont pas du tout douloureux; la pression directe seule est mal supportée.

Après l'ablation de l'appareil inamovible (22e jour), la marche ne réveille aucune souffrance; mais lorsque le malade fléchit la jambe sur la cuisse au delà de l'angle droit, on sent un ressaut au niveau de la tumeur dû au glissement brusque d'une sorte de renflement qui appartient au muscle ou aux parties fibreuses. Sauf ce détail, tout est normal dans la région de la tumeur et le fonctionnement du membre est parfait.

La malade quitte l'hôpital tout à fait débarrassé de ses souffrances (1).

1. *Bull. de Soc. de chi.* p. 409. etc.

Observation III (inédite)

Note sur un cas de myotomie pratiquée par M. Le Dentu, pour une exostose de la partie inférieure du fémur.

Il existe, chez ce malade, de la contracture musculaire. M. Le Dentu attribue les douleurs, éprouvées par le malade, à ce phénomène pathologique. A la suite d'un myotomie, il se produit, en effet, une guérison momentanée.

Plus tard les douleurs reparurent. M. Le Dentu eut alors recours à l'ablation de l'exostose.

Mais ce moyen ne détermina pas encore une guérison définitive. Le malade revient voir son chirurgien, qui diagnostiqua une ostéite sourde, mais douloureuse.

Il y a trois mois, le fémur fut attaqué avec un trépan perforatif. Une nouvelle disparition des douleurs s'est produite. Depuis cette époque M. Le Dentu n'a plus revu son opéré.

Observation IV

Exostose compacte à base étroite de la partie antérieure et inférieure du fémur gauche; ablation de la tumeur; accidents consécutifs très graves; mort du sujet.

Le sujet était un jeune homme de 16 ans attaché au service d'un des premiers romanciers de notre temps, du spirituel auteur d'*Eugénie Grandet*. Ce jeune homme était de taille moyenne, il avait une physionomie agréable; on pouvait remarquer l'heureuse conformation de toutes les parties de son corps et tout dénotait en lui une bonne constitution, quelque peu empreinte cependant de ce qu'on est convenu d'appeler le tempérament lymphatique. La tumeur du fémur était la disposition insolite que seule présentât son système osseux; cette tumeur datait de l'enfance, il se rappelait très bien un temps assez éloigné où elle n'avait qu'un très petit volume. Depuis quelques années, il avait pu en suivre les progrès auxquels avait succédé un état stationnaire. A travers les muscles qui la recouvraient, elle me parut avoir la grosseur d'une pomme de reinette ou d'une petite orange. Placée tout à fait à la partie antérieure du fémur, au-dessus de la rotule, elle était séparée encore de ce dernier os par un assez grand intervalle pour que, bien qu'elle ne fût pas très éloignée du cul-de-sac ou repli formé par la membrane synoviale du genou, on pût croire cependant qu'il serait possible d'en couper le pédicule et de la dégager de dessous les muscles sans pénétrer dans l'articulation. Avec cette assurance, il n'y avait pas à être arrêté par les difficultés que pouvait présenter l'opération ; ces difficultés ne devaient pas être très grandes malgré l'épaisseur assez considérable des parties sous lesquelles il fallait attaquer la tumeur. On pouvait craindre, à la vérité, qu'une inflammation violente n'envahît le tissu cellulaire qui se trouve sous le triceps crural, à la partie inférieure de la cuisse. Mais cette exostose rendait la marche très pénible et la station droite fatigante; le malade ne pouvait donc ni rester debout très longtemps, ni faire des courses un peu longues, sans éprouver une grande fatigue, quelquefois même des douleurs assez vives qui l'obligeaient à discontinuer son service, et il avait un vif désir d'être débarrrassé de la cause de ses souffrances.

Je le reçus à l'Hôtel-Dieu le 8 mai, et je l'opérai quatre jours après en présence de mon collègue et ami M. Nacquart, qui lui portait un certain intérêt, et de l'excellent et habile Valentin Mott, de New-Yorck qui était alors à Paris. Je crus devoir procéder comme je l'avais fait quelques années auparavant pour l'exostose de l'humérus, bien entendu en usant de toutes les précautions convenables pour ne pas m'approcher de la capsule synoviale du genou, et je pensai qu'après avoir séparé la tumeur du fémur, je pourrais sans peine la dégager de sous les muscles et l'extraire par une des deux incisions faites aux parties molles. Il en fut autrement. Les incisions avaient été faites parallèles entre elles et à l'axe du membre et un peu plus étendues au-dessus de la tumeur qu'au-dessous. J'avais pris ce dernier soin pour m'élo gner autant que possible de la capsule synoviale, et aussi parce que, voulant faire agir la scie sur la base étroite de la tumeur de haut en bas, il me fallait un peu d'espace au-dessus pour engager la lame de l'instrument.

J'aurais pu employer la scie à chaîne, que j'avais déjà transportée d'Angleterre depuis quelques années, mais craignant que cette scie ne vînt à s'engrener et ne se brisât dans un tissu osseux que je présumais très dur, je fis choix d'une petite scie montée sur un arbre, analogue à celui dont je m'étais servi pour l'humérus. Double incision des téguments et des muscles jusque sur les côtés du fémur, séparation des muscles d'avec l'os, tant au-dessus qu'au-dessous de la tumeur, dénudation aussi immédiate que possible de ce pédicule ou collet ; introduction de la lame de la scie sous la masse charnue comprise entre les deux incisions au dessus de la tumeur et séparation de celle-ci d'avec le fémur ; tout jusque-là fut simple, facile, et j'étais parvenu à cotoyer immédiatement la surface de l'os. Mais quand vint le moment d'amener la tumeur au-dehors, je trouvai qu'elle était unie étroitement par tous les points de sa périphérie à la surface profonde des muscles, au lieu d'y tenir seulement par un tissu cellulaire lâche ou par une bourse membraneuse. Inutilement je cherchai à détruire ces adhérences avec des instruments conduits sous les muscles ; après quelques tentatives, je reconnus que j'aurais trop de difficultés à surmonter, et que l'opération continuée ainsi serait mal terminée. Besoin fut donc de couper transversalement toute la masse des parties molles qui séparait les deux incisions. Je formai ainsi deux courts lambeaux quadrilatères que je soulevai séparément et dont la dissection laissa la tumeur osseuse entièrement libre. Cette tumeur étant enlevée, je pus m'assurer que la capsule synoviale du genou avait été bien ménagée ; on ne la sentait même qu'à travers une couche encore assez épaisse de tissu cellulaire. J'ajustai les deux lambeaux par leurs bords correspondants et après les avoir réunis l'un à l'autre par des points de suture, je les rejoignis de la même manière aux parties molles qui se trouvaient sur les côtés ; en tout je fis dix points de suture simple, et au moyen d'un appareil très légèrement compressif, e cherchai à maintenir ces deux lambeaux appliqués le plus immédiatement possible sur la surface du fémur.

Les premiers jours qui succédèrent à cette opération se passèrent sans accidents notables ; même à la levée du premier appareil, au cinquième ou sixième jour, les plaies semblaient réunies en grande partie, et je ne craignis pas de retirer un bon nombre de fils qui avaient servi aux points de suture. Déjà cependant, en pressant sur le membre, on faisait sortir par quelques points réunis du pus en quantité notable. Cela indiquait, du reste, qu'un travail actif de suppuration s'était établi profondément sous les muscles, autour et à la surface de l'os. Dans les jours qui suivirent, un gonflement inflammatoire considérable s'empara de toute la cuisse, accompagné d'une fièvre violente ; les plaies se rouvrirent en partie et donnèrent issue au produit d'une suppuration de plus en plus abondante, le pus, d'abord d'assez bonne nature, ne tarda pas à devenir sanieux et de mauvaise odeur. Bientôt aussi les forces du sujet s'épuisèrent, en peu de temps il tomba dans une maigreur excessive, et sans autres accidents généraux ou éloignés qu'une fièvre hectique des plus intenses et sans avoir de vives souffrances, il succomba le 15 juin, un mois après l'invasion des accidents (1).

Observation V (1)

Exostose compacte pédiculée à la partie antérieure et inférieure de la cuisse gauche ; ablation de la tumeur ; succès complet.

Deux cas pathologiques ont rarement présenté plus de ressemblance que celui que je vais raconter et le cas précédent. A quinze ou dixhuit mois près, même âge des deux sujets, même ancienneté de la maladie à peu près ; même volume de la tumeur, placée semblablement à la partie antérieure du fémur, à peu de distance au-dessus des

1. Observation de Roux. *In revue médico-chirurgicale* de 1847.

1. Observation de Roux. *In revus Med. chirur*, de 1847.

limites de la capsule synoviale du genou et présentant la même forme à peu près sphérique, le même mode d'union à l'os par une sorte de pédicule gros et court; même déformation de la cuisse provenant du soulèvement des muscles ; mêmes souffranceshabituelles.

C'était un jeune homme de 17 à 18 ans, fils d'un de nos restaurateurs les plus en vogue, mais qui était alors dans une position beaucoup plus modeste. J'avais été à même d'examiner son exostose quelques années auparavant, ayant eu à pratiquer sur un de ses frères plus jeune que lui, l'extraction d'un séquestre invaginé du tibia. La tumeur ayant acquis enfin tout son développement, il désirait fort en être débarrassé; je dus avertir les parents du danger de l'opération ; comme il y allait pour le jeune homme d'un trop haut intérêt, ls s'y résolurent néanmoins et je le fis entrer à l'Hôtel-Dieu en juin 1841.

Je mis en usage le même procédé opératoire que pour le cas précédent, et jusque y compris la séparation de la tumeur d'avec le fémur tout se passa de la même manière. Mais une fois la tumeur détachée de l'os, je n'éprouvai pas la moindre difficulté pour l'extraire. Il me suffit de la saisir avec une pince à polype introduite dans l'une des plaies ; elle ne tenait aux muscles que par des filaments celluleux très lâches. L'extraction terminée il ne fut plus question d'autre chose qe de réunir les deux plaies. Je ne jugeai pas convenable de pratiquer des points de suture, je me bornai à l'application de bandelettes agglutinatives qui agissaient seulement sur les trois quarts antérieurs de la circonférence du membre sans produire d'étranglement, et qui furent recouvertes par un appareil purement défensif. Cela fait, la jambe fut mise dans l'extension sur la cuisse, et tout le membre maintenu dans une position horizontale.

Il n'y eut point de réunion immédiate; du moins cette réunion n'eut lieu que partiellement et à l'intérieur. Il s'établit une suppuration assez abondante, dont heureusement le produit trouvait facilement issue au dehors à travers les plaies, et le fémur n'eut à souffrir aucune exfoliation. Vers la fin du premier mois, après l'opération, un abcès se manifesta au côté interne de la cuisse vers la partie inférieure. Plus tard, la suppuration étant toujours assez abondante, et le pus ayant peu de consistance, sans avoir néanmoins d'autres mauvaises qualités, le jeune malade maigrit sensiblement, et parut avoir un commencement de fièvre hectique. Je parvins à maintenir se forces et son courage, toutefois avec des alternatives plusieurs fois répétées d'état meilleur et d'état pire.

Plusieurs semaines se passèrent avant que la nature parût travailler à la consolidation des parties qui avaient été mutilées; et lorsqu'après quelque temps la suppuration fut devenu très peu abondante, le jeune malade resta dans un état remarquable de maigreur, il avait peu d'appétit et était pris fréquemment d'une petite diarrhée. On voyait qu'il touchait au port, mais que quelque chose enrayait les efforts de la nature. Je pensai que l'atmosphère d'un hôpital ne lui était pas favorable; que peut être aussi avait-il besoin d'une nourriture appétissante et plus substantielle que celle qu'il m'était possible de lui procurer, et j'engageai ses parents à le reprendre chez eux. Il rentra dans le sein de sa famille au commencement du mois de septembre, trois mois environ après l'opération. Ce fut pour lui un sujet de contentement. A peine eut-il changé d'atmosphère et eut-il été soumis à une autre alimentation que ses forces se rétablirent; en peu de temps il reprit de l'embonpoint et récupéra la fraîcheur naturelle à son âge : bientôt aussi la suppuration des plaies se tarit, et ces plaies elle-même marchèrent vers une entière guérison qui ne s'est pas fait longtemps attendre, et que le temps a confirmée.

Le jeune V... que j'ai vu bien des fois depuis cet heureux évènement, ne conserve que le souvenir de son ancienne maladie; il est complètement affranchi de ce qu'elle avait de gênant et d'incommode pour lui : n'était la marque ou la cicatrice des plaies; il est comme si aucune opération ne lui avait jamais été faite; il peut se livrer sans peine à toutes les actions locomotrices.

Imprimerie A. Derenne, Mayenne. — Paris, boul. St-Michel, 52.

www.ingramcontent.com/pod-product-compliance
Ingram Content Group UK Ltd.
Pitfield, Milton Keynes, MK11 3LW, UK
UKHW020409220726
13923UKWH00004B/1845